Eva-Maria Faller

Dr. Bach-Blüten
und die
Strukturen der Ängste

gewidmet

Mechthild Scheffer

in tiefer Dankbarkeit

© Licht-Quell-Verlag
D-93010 Regensburg
Postfach 10 10 20
Tel. 0941/ 79 38 42
Fax 0941/ 79 49 10

ISBN 3-926563-26-5

Ein Herz voller Mitgefühl
ist der Tempel Gottes

Sai Baba

Inhalt

Wichtig

Über die Bachblüten und die wesentlichen Merkmale der einzelnen Blütenessenzen gibt es inzwischen so viele Bücher, daß ich deshalb nichts mehr darüber schreibe.

Ich setze voraus, daß ein Interessent für „Dr. Bach Blüten und die Strukturen der Ängste" schon so viel darüber weiß, daß ich mich hier nur noch mit dem Wesentlichen befassen kann.

Andernfalls empfehle ich das Standardwerk von Mechthild Scheffer: Bachblüten-Therapie, Theorie und Praxis, Hugendubel Verlag, München.

Sehr ausführlich und treffsicher sind darin die Seelenqualitäten und die blockierten Denkmuster beschrieben, ebenso alle Anwendungsmöglichkeiten, Zubereitung und weiteres.

Die 38 *Strukturen der Ängste* sind absolut neu und treffen genau den Punkt.

Vorwort

Ängste blockieren unsere Freude am Leben, von der Geburt bis zum Tod. Dr. Bach erkannte, daß solche negativen Denkmuster zu Krankheiten führen, und es ist an der Zeit, die Strukturen der Angst zu erkennen und aufzulösen. Mit der Bachblüten-Therapie, die von gegenseitigem Vertrauen und Liebe geprägt ist, kann uns allen diese Hilfe zuteil werden.

Die Energieschwingung dieser Essenzen unterstützt uns bei dem Lernprozeß, hinter allen Ängsten, bei uns selbst und anderen, das göttliche Selbst zu finden, und damit die Dualität (z.B. Gut und Böse) aufzuheben.

Dr. Bach ließ am Ende seines Lebens erkennen, daß er auch nach seinem Tode weiterwirken wird, und dieses Wirken wurde in wunderbarer Weise von Eva-Maria Faller in dieser Schrift hier manifestiert.

Eva-Maria hat in der Dunkelheit eigener leidvoller Erfahrungen das herausführende Licht der Bachblüten erkannt. Bei ihrer Tätigkeit als Bachblüten-Therapeutin gibt sie das göttliche Werk von Dr. Edward Bach in seinem Sinne weiter.

So ist dieses Buch ein Wegweiser auf dem Pfad zu Gott, und eine gute Hilfe zur Selbsthilfe, sich Selbst zu erkennen, und sich selbst von vielen Ängsten zu lösen und zu befreien.

In Dankbarkeit
Elisabeth und Peter Müller

Lebensberater und Mitglied der Gruppe Hilfe zur Selbsthilfe e.V. mit Bachblüten, Nürnberg

Einführung

Im Laufe der Zeit meiner jahrelangen Erfahrung als Therapeutin mit Bachblüten fand ich heraus, daß den menschlichen Verhaltensformen ganz bestimmte Angststrukturen zugrunde liegen, oder:

Jede Angstform *erzwingt* die dementsprechende Verhaltensweise!

Die Frage lautet: Was fürchte ich denn wirklich? Die wahre und wirkliche Angst herauszufinden und zu erläutern, ist mein Anliegen mit diesem Buch und eine gute Hilfe zur Bachblütentherapie.

Angst und Furcht ist der größte Feind der Menschheit. Unzählige verbringen den größten Teil ihres Lebens in der Knechtschaft irgendeiner Angst, Angst vor Krankheit, vor Fehlschlägen und Verlusten, vor Strafe und Verlassenheit, vor dem Alter, dem Tod. Angst blockiert die Atmung und lähmt das Denken, verhindert klare Wahrnehmung dessen, was ist, – und letztendlich reagiert der Körper mit einer Krankheit, die deutliche Hinweise gibt auf die »kränkende« Verhaltensweise!

Was uns sofort hilft, da wieder raus zu kommen, ist INTERESSE! Interesse, diese Situation als Lernerfahrung zu sehen, als Training, um neue Fähigkeiten zu entwickeln, und vor allem, mit dem inneren Selbst vertrauter zu werden.

Als besonderes Beispiel möchte ich meine Erfahrung mit 6 Cherry Plum, Angst vor Strafe und Liebes-entzug, mit Ihnen teilen. Es ist die Angst vor Strafe, wenn ich zu meinen Gefühlen und Gedanken JA sage und sie äußere, vor allem dann, wenn Partner, Freunde und andere Menschen ganz anderer Meinung sind.

Als Kind vom Tisch ohne Essen ins Bett, ins dunkle Zimmer geschickt zu werden, von der Gemeinsamkeit ausgeschlossen, nur weil man eigene Gefühle sagt, mitteilt, – oder von Freunden mit eisigem Schweigen bedacht wird, in Zukunft geschnitten wird, weil man die eigenen Gedanken ausspricht. Situationen dieser Art lehren uns, zu schweigen, zu unterdrücken und zu gehorchen. Doch wie lange hält man das aus, bis das eigene Temperament sich Bahn bricht? Wieviel Selbstwertgefühl muß man entwickeln, um die Angst, bestraft zu werden, egal womit, zu überwinden, und Trennungen zu akzeptieren?

Angst entsteht im Denken, in Erinnerungen an frühere, ähnliche Situationen des täglichen Lebens, die wir nicht so gut meistern konnten, und wir befürchten nun, daß immer wieder das Gleiche passiert.

Und es passiert auch, solange wir unsere Gedankenmuster nicht verändern.

Die Denkprozesse laufen, in alter Gewohnheit, blitzschnell und unbewußt im Inneren, so viele Floskeln, Meinungen, Ansichten, und was sonst noch für Geplapper immer sich wichtig tut – (White Chestnut) unser Handeln aber wird automatisch davon bestimmt! Ob uns das nun gefällt oder nicht!

Merke: Das, was Ich über *mich* denke,
sage und glaube,
Das bestimmt mein Schicksal!

Zum Beispiel: »Ich sehe und erlebe überall, wo ich bin, Liebe – denn Liebe hat 1000 Gesichter und mehr!«

Oder: »Ich liebe es, so zu sein, wie ich bin, denn ich habe jederzeit die freie Wahl der Entscheidung!«

Und wie fühlt sich das an:

»Ich kann tun was ich will, es ist immer falsch, ich mache immer dieselben Fehler.«

Mit so viel Überzeugung und ohne Überlegung daher geplappert, unbewußt – und es verwirklicht sich!!!

Durch intensive Arbeit mit den Strukturen der Angst werden solche Denkmuster bewußt und können gelöscht werden!

Wir erkennen immer besser den feinen Unterschied der Ängste, zum Beispiel: Habe ich

Angst, einen Fehler zu machen – Larch

oder   Angst, Fehler zuzugeben – Beech

Angst, nicht mehr gebraucht zu werden – Olive

oder   Angst, nicht beachtet zu werden – Chicory

Angst, zu wenig zu tun – Vervain

oder   Angst, zu wenig zu sein – Rock Water

Angst vor dem Leben – Mimulus

oder   Angst vor dem Sterben – Rock Rose

Keiner kann dem anderen ins Herz schauen, und sehen, was er fühlt, ein jeder kann das nur in sich selbst allein erkennen, und deshalb lasse ich den Hilfesuchenden immer auch selbst wählen, denn seine Hand wird geführt von der Seele. »Sie« weiß genau, was in diesem Augenblick notwendig ist.

Durch die Selbstwahl der Blütenessenz ist es möglich, den entsprechenden Zustand zu *erkennen*, den sie anzeigt.

Die Energie-Schwingung der Blüte erleichtert die Arbeit sehr, vom blockierten Zustand der Angst über Verstehen zur Liebe zu kommen. Und zwar:

Mich Selbst zu verstehen

Meine eigenen Ängste, die *Ich* als Kind erlebt, erlitten und gefühlt habe.

Und die ich, mehr oder weniger erfolgreich, unterdrücken mußte oder wollte, um keine Schwäche zu zeigen, denn wer kann es ertragen, wenn ein Mensch weint! Das unausgesprochene Motto lautet: Stark sein! Tapfer sein! Oder: Ist doch gar nicht so schlimm, stell dich nicht so an!

In der Therapie komme ich meist sofort zum wesentlichen Punkt der Energieblockade, wenn ich die Erkenntnisse der Angststrukturen dazu nehme.

Ein neues Lebensgefühl steigt aus dem Inneren herauf. Walnut hilft, unbefangen und voller Mut das zu tun, und zu sagen, was aus der Seele fließt, unbeeinflußbar von der Meinung anderer Menschen.

Wir werden fähig, ohne Bedauern weiter zu gehen auf unserem Lebensweg, um überall neue Erfahrungen und Hilfen kennenzulernen.

Ich hoffe und wünsche, mit diesen meinen Erkenntnissen den Menschen auf der Suche nach Glück und Gesundheit dienen zu können, um frei von Angst und mit Freude durchs Leben zu gehen.

Eva-Maria Faller Im August 1994

Die Strukturen der Ängste.

Die Auflösung für jede Angst ist immer das gleiche Schema:

Sich der *richtigen* Angst bewußt zu werden!

> »Nenne den Teufel beim Namen und er verliert alle Macht!«

Unsicherheit, Verschleierung und unbewußt unterdrückte Gefühle quälen uns, machen krank und lassen uns schier verzweifeln, wer half uns jemals, klar zu sehen, zu verstehen, bei all diesen vielen Ängsten? Wer führt uns an der Hand bei der Angst vor all den schmerzlichen Gefühlen voller Ängste, um sie nach und nach mal anzuschauen und aufzulösen?

Der Hauptpunkt ist dabei unser Denken: Denken wir: es ist schwer? Oder unmöglich? Oder, es ist so leicht und einfach?

Immer wieder entscheidet unser Denken über unser ganzes Leben.

Mach Dir Deine Gedanken bewußt!

> Ob Du glaubst,
> Du kannst es schaffen,
> oder Du glaubst,
> Du kannst es nicht:
> Du hast immer recht!

13

1. *Agrimony*

Angstgefühle werden erfolgreich unterdrückt, man weiß gar nicht, wie man mit Angst und Furcht zurechtkommen kann.

Sei ehrlich zu Dir selbst, schau an, was Du fühlst, dann ist es nur halb so schlimm.

2. *Aspen*

Angst durch unrealistische Vorstellungen, was alles passieren könnte, aber fast nie eintritt, Angst vor verletzenden Redensarten, vor Zurückweisungen.

Lerne, genau hinzuschauen, warte, bleib im Jetzt – bange machen gilt nicht!

3. *Beech*

Angst vor der Erkenntnis eigener Fehler und vor allem, sie zuzugeben, zunächst sich selbst. Andernfalls beginnt hier eine Kettenreaktion der Rechtfertigung, der Beschuldigung und Beleidigung ohne Ende. Wie oft ist so eine Kritik geboren aus dem Gefühl, verantwortlich zu sein, oder aus der Angst, zur Verantwortung gezogen zu werden, weil man nicht eingegriffen hat.

Unterscheide genau: Ist es meine Sache? Lerne Toleranz und Mitgefühl, auch zu Dir selbst.

4. *Centaury*

Angst, nein zu sagen, Angst, eigene Bedürfnisse, Gefühle und Wünsche wahrzunehmen und
ehrlich zu sich selbst zu sein.

Lerne Selbstachtung, Sein!

5. *Cerato*
    Angst, der Intuition, der inneren Stimme, die man
    deutlich wahrnimmt, zu folgen.
    Ich bin weitaus fähiger, als mir .... wer?
    jemals zu glauben erlaubte.

6. *Cherry Plum*
    Angst vor Strafe und Liebesentzug jeder Art und
    gehorsam sein müssen.

    Lerne Gleichmut und gehe Deinen Weg!

7. *Chestnud Bud*
    Angst vor Manipulation und den Anforderungen
    anderer, die den eigenen Zielen und Fähigkeiten
    gar nicht entsprechen.

    Finde Deine eigenen Ziele!

8. *Chicory*
    Angst vor Nichtbeachtung, Frustgefühle bei nicht
    erfüllter, meist passiver Erwartung.

    Liebe Dich Selbst!

9. *Clematis*

Angst, das Leben und die Realität so zu sehen, wie sie nun mal ist, und sich dem zu stellen.

Träume werden im Alltag verwirklicht!

10. *Crab Apple*

Angst vor den Schattenseiten, vor dem, was im Denken negativ ist, man kann unmöglich nur eine Seite der Münze behalten und die andere aus der Welt schaffen, oder ein Huhn zur Hälfte aufheben zum Eierlegen, und aus der anderen Hälfte Suppe kochen.

Dem Reinen ist alles rein! Sei wertfrei!

11. *Elm*

Angst, sich eine Pause zuzugestehen, sich selbst mal zurücknehmen, aufzutanken und Verantwortungen neu zu überdenken.

Die eigenen Kräfte und die Fähigkeiten anderer optimal einsetzen!

12. *Gentian*

Angst vor Glück und Erfolg, vor der Liebe und allem Schönen, Angst vor neidischen Angriffen.

Auf Gott vertrauen und täglich das Bestmögliche tun!

16

13. *Gorse*

Angst, durch Heilung den »Krankheitsgewinn«
zu verlieren, und sich selbst ändern, sich selbst
um viele Dinge kümmern zu müssen, Flucht in
die Krankheit.

Den Sinn und die Botschaft der Krankheit, der
Probleme, erforschen und verstehen!

14. *Heather*

Angst, die eigene, eingebildete Wichtigkeit zu
verlieren, und sich als einen Teil des Ganzen im
göttlichen Plan zu sehen.

Zuhören und Reden, Geben und Nehmen sind im
Gleichgewicht!

15. *Holly*

Angst, sich selbst Haß-, Neid- und Wutgefühle zu
erlauben, oder Eifersuchts- und Rachegedanken
anzuschauen.

Nur unterdrückte Gefühle explodieren eines
Tages, erlaube Dir selbst und anderen, darüber zu
reden und lerne, das menschlich-allzu-
menschliche zu verstehen!

16. *Honeysuckle*

Angst, Vergangenes realistisch zu sehen – Gutes und Böses nebeneinander zu betrachten, immer gibt es beide Seiten.

Erkenne all die Fähigkeiten, die in schwierigen Phasen des Lebens erworben wurden!

17. *Hornbeam*

Angst, sich den Bedürfnissen des Körpers zu stellen, der Freude an körperlicher Bewegung Ausdruck zu geben, z.B. Tanzen, Laufen, Schwimmen, und die richtige Ernährung zu finden.

Tue täglich etwas, das den Körper und all seine Funktionen fördert und auftankt!

18. *Impatiens*

Die Angst, etwas zu versäumen.

Das, was wichtig ist, kommt immer wieder, sei getrost!

19. *Larch*

Angst, Fehler zu machen, falsch zu handeln, ohne Mut und Selbstvertrauen.

Nutze die Fähigkeiten Deiner Kreativität: Entweder Du hast Erfolg oder eine Erfahrung dazu!

20. *Mimulus*

Angst vor der Vielfältigkeit des Lebens.
Das Leben ist Wandlung, Veränderung und Wechsel.

Widerstände aufgeben und mitfließen!

21. *Mustard*

Angst, immer noch aktiv sein zu müssen, (glaubt man) wenn man schon total ausgelaugt am Boden liegt.

Erkenne den Zwang fremder Einflüsse, die über Dich bestimmen wollen!

22. *Oak*

Angst, sich schwach zu zeigen, Schwäche zuzulassen und andere damit zu enttäuschen. Schwäche in ihrer Ehrlichkeit erzeugt Liebe!

Die Welt geht weiter auch ohne Dich – erkenne, was wirklich wichtig ist!

23. *Olive*

Angst, nicht mehr gebraucht zu werden, diverse Arbeiten anderen zuzutrauen und dadurch die Kontrolle zu verlieren.

Zur Kur fahren, oder in Urlaub und auftanken, um neu zu erkennen, was wesentlich ist!

24. *Pine*

Angst, vor sich selbst Schuldgefühle einzugestehen und im rechten Licht abzuwägen. Innere
Schuld wird zu Beschuldigung. Dazu ein Beispiel: Er verliebt sich in Sie, alles ist phantastisch
und wundervoll, Er tut alles für Sie – doch nach
einiger Zeit geht sie und heiratet einen anderen.
Er hat sich geirrt in dem Bild, das Er sich von Ihr
gemacht hat, doch diesen Irrtum kann Er nicht
zugeben, nein. Er beschuldigt und beschimpft Sie
jahrelang, kommt nicht los von seiner
Engstirnigkeit, kann sich selbst nicht vergeben.

Übe Dich in Toleranz und Mitgefühl zu Dir
selbst, sag Danke für den Lernprozeß und vergib
Dir Dein falsches Denken und die Unwissenheit
damals.

25. *Red Chestnud*

Angst vor dem Alleinsein, wenn man andere
losläßt, sie ihre eigenen Wege finden läßt.

Endlich hab ich Zeit für mich!

26. *Rock Rose*

Panische Angst um das eigene Überleben, Angst
vor dem Tod.

Atme tief durch und wisse: Wir alle sind in
Gottes Hand!

27. *Rock Water*

Angst, nicht zu genügen, zu gering zu sein oder wertlos, versucht immer wieder, absolut unrealistischen Vorstellungen gerecht zu werden.

Sieh und verfolge Deine hohen Ideale flexibler und losgelöster, damit wieder Freude ins Spiel kommt!

28. *Scleranthus*

Angst, eine Entscheidung, die man selbst getroffen hat, einfach gut zu finden und anzunehmen.

Sag »Ja« zu dem, was Du gewählt hast und mach das beste daraus!

29. *Star of Bethlehem*

Angst vor Veränderung, die zu plötzlich eintritt, und Angst, sich auf die neue Lebenssituation einzustellen.

Widerstand bewußt machen und auflösen und das neue Besondere in der neuen Lebenslage erkennen.

30. *Sweet Chestnut*

Angst vor großen Gefühlen, Trauer, Schmerz und Seelenqual zu erfahren, sie anzunehmen, ganz offen, und sie Gott hinzuhalten, bis Er sie wegnimmt.

Nur unterdrückte Gefühle quälen!
Laß jede Träne fließen
und fallen ins eigene Herz,
bis daß der Schmerz verlöscht, der sie schuf.

31. *Vervain*
Angst, zu wenig zu tun.

Weniger ist oft mehr wert, lerne Disziplin und Unterscheidungsfähigkeit!

32. *Vine*
Angst vor Macht-, Geld- und Prestigeverlust.

Autorität sein, statt haben, alle Kräfte mit Liebe und Weisheit verbinden, zum Wohl aller Beteiligten!

33. *Walnut*
Angst vor dem eigenen Mut, sich unbefangen durchzusetzen, auch gegen die Meinungen anderer.

Sei Dir selber treu, Deinem Weg, Deinem Ziel!

34. *Water Violett*
Angst, von anderen verkannt und entwertet zu werden, sich vergeblich zu mühen. Geltungssucht.

Sieh Dich als Kanal für göttliche Liebe und
Weisheit!

35. *White Chestnut*

Angst, eigenes Fehlverhalten einzugestehen und
alle Aspekte der Situation neutral zu betrachten.

Niemals denken: Hätte ich doch, sondern
überlegen, welches Verhalten, welche
Einstellung beim nächsten Mal den gewünschten
Erfolg bringen kann.

36. *Wild Oat*

Angst, auf einiges verzichten zu müssen, wenn
man sich für eine Sache entscheidet und festlegt.

Sich darüber klar zu werden, was man aufgeben
muß, erleichtert jede Entscheidung.

37. *Wild Rose*

Angst, die bequeme und passive
Erwartungshaltung aufzugeben, daß sich andere
schon um alles mühen, zugunsten von wacher,
interessierter Selbstverantwortlichkeit.

38. *Willow*

Angst, den Groll aufzugeben, wenn man erkennen muß, daß man durch die Art der eigenen Gedankenmuster selbst für sein Leben, sein Glück und alle Krankheiten verantwortlich ist.

Jeder Gedanke ist ein Bau*plan* Deines Lebens! Denke Ziel-*orientiert!*

Mit welchen Gedanken programmiere ich mein Leben?

z.B.   Ich freue mich auf ......
         ach, schon wieder dasselbe –
         was werde ich wohl hierbei lernen?

Jeder hat die Aufgabe,
etwas in der Welt zu veredeln und es der Welt zurückzugeben.

Das ganze Geheimnis,
daß andere Menschen Dich mögen, ist,
daß Du Dich selber magst.

Holly, die Blüte der Liebe

Liebe, bedingungslose Liebe, löst jede Angst auf, Liebe wertet nicht, urteilt nicht, sondern ist neutral, ist Vertrauen.

Ob wir etwas gut oder schlecht finden, als schön oder häßlich ansehen, wertvoll oder wertlos – es liegt ausschließlich im Auge des Betrachters. In dieser Welt der Dualität *hat* jedes seinen Gegenpol, ohne diesen kann nichts existieren.

Im Spiel des Lebens entscheiden wir uns je nach Laune mal für diesen, mal für jenen Pol und erleben die entsprechende Konsequenz.

Wir lehnen vehement das Eine ab, mit wütender Aggression, bauen allen Widerstand, so sehr wir nur können, dagegen auf, weil wir uns so verzweifelt bemühen um das andere. Wir brauchen es so dringend wie die Luft zum Atmen. Und kommen keinen Schritt weiter. »Dagegen« sein ist der beste Klebstoff, denn beide Seiten einer Münze sind untrennbar miteinander verbunden.

Weil ich ein »Ja« und Zustimmung *brauche,* reagiere ich allergisch auf ein »Nein«, bin total unglücklich bei Ablehnung anderer.

Weil ich absolut gesund sein will, lehne ich Krankheit ab.

Weil ich schlank sein will, lehne ich dick sein ab, was auch immer als dick bezeichnet wird.

Es möge jeder für sich selbst seine Pole und Gegenpole überlegen, die beiden Seiten *seiner* Münzen, um zu erkennen, wie sinnlos und kräfteverzehrend diese Bemühungen sind, den einen Pol aus der Welt zu schaffen, um den anderen zu behalten.

Wahre Liebe ist bedingungslos, wertfrei und absolute Akzeptanz. Neutral zu sein, mit Gelassenheit das zu akzeptieren, was ist, jetzt, in diesem Augenblick, – gibt Kraft. Denn nichts auf dieser Welt hat Dauer, alles ist im Wandel, im Werden und Vergehen. Kein Kummer bleibt ewig, jede Freude verblaßt, jung sein und Schönheit wird Reife, und vergeht. Tod und Geburt, Gesundheit und Krankheit – all das ist der ewige Kreislauf des Lebens. (Mimulus) Widerstand dagegen richtet gar nichts aus und kostet wertvolle Lebens-energie!

Jeder Widerstand verstärkt genau das, was wir ablehnen, ob das Schmerzen sind oder bestimmte Ge-fühle – sie genau anzuschauen, zu konfrontieren (Agrimony) und ihnen zu erlauben, da zu sein, löst viel Energie auf beiden Seiten und ermöglicht Heilung.

Holly hilft mit seiner Energie, die beiden Seiten zu vereinen, wir wissen es doch, daß das Eine zum Anderen gehört, das Tal zum Berg, das Licht zum Schatten, um vollständig zu sein.

Neutralität strebt nach der Erfüllung *des Planes*, den Gott gemacht hat, denn jedes Seiner Geschöpfe hat nach *seiner* Art seine Aufgabe dort, wo es jetzt ist.

Harmonie ist, im ewigen Wechselspiel des Lebens mitzufließen, wissend um die Vergänglichkeit, und in froher Erwartung des Neuen, was das Leben täglich bietet. An nichts festhalten wollen, immer das Allerbeste tun und geben, was nur möglich ist, auf den göttlichen Plan vertrauen, und dann weitergehen, ohne Bedauern weiter gehen im Leben, losgelöst von allen Bewertungen über Vergangenes, das macht uns frei von Leid.

Wir alle hier sind nicht auf der Welt, weil wir perfekt und vollkommen *sein sollen.*

Was ist das überhaupt: Vollkommen? Und wer und nach welchen Maßstäben will man das messen?

Wir sind hier um zu *lernen*! In aller Ruhe und Zeit, und jeder lernt auf seine – ganz individuelle Art genau das, was er zu lernen beschlossen hat, vor langer, langer Zeit. Jeder arbeitet mit seinem derzeitigen Bewußtseinszustand, es gibt kein höher oder tiefer stehen, weiter voran zu sein oder zurück – nein, jeder arbeitet mit im göttlichen Plan. Wir alle sind gleichzeitig Schüler und Lehrer und Trainingspartner, zusammengeführt zum richtigen Zeitpunkt. Denn solange ich am anderen etwas ändern will, hab ich an mir zu üben, und solange Du mich kritisierst, hast Du an Dir selbst zu verbessern, was Dir nicht gefällt (an mir!).

Wer sich selbst in seiner Individualität nicht sicher fühlt, missioniert andere, um wieder im Gruppenverband Gleichgesinnter zu sein. Oder Gleichgeschalteter?

Anders formuliert heißt das: Der Ausdruck oder die individuelle Art eines Menschen wird nur selten akzeptiert, eben weil er/sie sich nicht in die Gewohnheitsmuster einordnen läßt. Das wirkt wie eine Bedrohung für beide – der Individualist fühlt sich genauso bedroht in seiner Art wie der angepaßte Mensch in seinen Gewohnheiten. Beides leben können, hieße, daß die Gruppe jedes Mitglied in seiner Einzigartigkeit annimmt, und jeder Individualist sich genauso innerhalb der Gruppe einfügt. Beides freiwillig! Ohne Zwang!

»Ich befinde mich in Übereinstimmung mit dem Heiligen Geist, wenn Menschen sich so verhalten können, wie sie es wünschen, ohne daß ich mich dadurch in meinem inneren Frieden gestört fühle!«

Und dennoch bekamen wir von Gott den freien Willen, jederzeit selbst zu entscheiden, und zu wählen, was wir tun, um selbst zu erkennen, was die Konsequenz mit allen Erfahrungen aus unserem Handeln ist. Ohne jede Schuld – ohne jede Strafe von Gott. Nur die Erfahrung, die wir aus jeder Lektion lernen, zählt. Über allem positiv – negativ werten fließt die göttliche, neutrale Energie, ohne sie ist nichts, alles was existiert, wird durch sie ins Dasein gebracht.

Heilung geschieht durch Veränderung und Verfeinerung der Energie-Schwingung, und diese Schwingung wird bestimmt durch die Art der Gedanken, die jeder in sich wiederholt, immer wieder, automatisch.

Was wir aussenden, kehrt zu uns zurück, und bewirkt, je nach dem, was es bei anderen bewirkt hat, in uns das Gleiche, oft indirekt. Und wir haben wirklich alle Zeit dieser Welt, um ganz bewußt daran zu arbeiten, zu üben und zu probieren, was wir tun oder lassen müssen, um gesund und glücklich zu sein.

Es geht nicht darum, positiv zu denken, das ist nur einseitig, beinhaltet ebenso das negative Denken. Ich glaube, es ist wesentlich, bewußt zu denken, d.h. jederzeit unserer Gedanken bewußt zu sein: Ist es ein altes, gewohntes Muster, ohne Überlegung daher geplappert? Ist mir bewußt, daß jeder Gedanke in mir im Inneren eine dementsprechende Wirkung erzeugt? Positiv oder negativ ist Wertung – besser wäre Ehrlichkeit. Daß ich zu dem stehe, was ich wahrnehme »jetzt«, mir all das erlaube, was ich fühle, ohne daß ich gleich ein »positives« Mäntelchen drüber hänge. Wie kann ich jemals mich Selbst finden, wenn ich *mich* dauernd ändern soll??

Kein Mensch auf der Welt kann sich Selbst, sein Selbst ändern! Das Selbst ist von Gott!

Das Einzige, was zu ändern möglich ist, ist unser Denken, unser Werten der Dinge, unsere Sicht, unsere innere Einstellung und Haltung. Gedankenmuster sind Gewohnheiten aus der Kindheit, sie zu ändern ist leicht, wenn wir uns ihrer bewußt werden, sie verabschieden und dann bewußt erkennen und genau formulieren, was wünschenswert ist, oder besser, statt dessen.

Zum Beispiel:

Statt: Ich kann keine Nacht schlafen – Ich schlafe wirklich gut. Oder: Ich kann das nicht – Ich will es probieren. Oder: Das ist unmöglich, das glaube ich nicht – angenommen, es wäre so, wie könnte ich das erkennen?

Worte verwirklichen sich!!

Alle Ängste werden erzeugt durch Worte. Bewußt sein, bewußt denken erkennt die Wahrheit, läßt sich nicht von Worten bange machen. Aber viele dieser Worte sind im Unterbewußtsein, und die richtige Bachblüte zeigt die Lösung.

Oft helfen zunächst ein paar Tropfen Holly, um sich selbst wichtig genug zu werden, sich selbst mit all den Gefühlen, die da schuldbeladen unterdrückt werden, wieder anzunehmen und neuen Mut und neue Hoffnung zu schöpfen.

Vor der Energie der Liebe wird jede Angst zu nichts, sie schmilzt wie Schnee in der Sonne, löst sich aus den Zellen des Körpers und wir erleben wieder Gesundheit.

Ich lernte,
mich am Leben zu erfreuen,
als ich damit aufhörte,
alles verstehen zu wollen,
und anfing,
es ganz einfach zu akzeptieren.

Dankbarkeit

»Repariere einem sein Gebiß
und das erste, was er tut, ist:
Er steht auf und beißt dich!«

Dankbarkeit empfinden zu können ist Gnade.

Und Dankbarkeit auszudrücken
dem gegenüber, der Hilfe gab,
über allen Stolz und alle Eitelkeit hinweg,
ist eine sehr hohe Stufe.

Wahrhaft gesegnet ist der,
der diese Stufe erklommen hat.

Danksagung
ist die vollkommene Anerkennung
der Gegenwart Gottes in jeder Situation.

Das Karussell der Gefühle und Emotionen

Auch hier haben wir wieder die 2 Seiten einer Münze, ob Liebe oder Haß, Interesse oder Gleichgültigkeit, Ja oder Nein sagen usw., alles dreht sich und gehört zur Vielfalt des Lebens.

Schmerz und Kummer oder Leid entsteht erst, wenn wir das, was wir fühlen, nicht akzeptieren können, sondern unterdrücken. Druck erzeugt Gegendruck, und es spielt gar keine Rolle, ob wir z.B. Liebe oder Haß unterdrücken, es ist ja da. Klüger wäre es, das Gefühl genau zu definieren und ihm erlauben, jetzt da zu sein. Und dann abwarten und schauen, was passiert.

Ich habe mich einmal verliebt in einen sehr liebevollen Arzt, der verheiratet war und viel jünger als ich. Natürlich war mein 1. Gedanke, oh, nein, das darfst du nicht, lenk dich ab usw. Doch dann kam die ganz andere Idee: Liebe zu fühlen ist doch wunderbar, ich ließ es zu und konnte Schönheit und Wärme wahrnehmen.

Lieben ohne haben zu wollen, ist ja bedingungslose Liebe. Eines Tages sprach ich mit ihm darüber, und er verstand alles, was ich meinte. Welch eine köstliche Erinnerung!

Als mein erstgeborener Sohn plötzlich starb (Gehirntumor), wurde ich überwältigt von Kummer und Schmerz über den Verlust. Eine Freundin sandte mir ein Heft von Jörg Zink, in dem ich folgende Zeile fand: All dieses Weh gleichsam in die Hand nehmen und Gott hinhalten, ganz offen, so lange, bis Er es wegnimmt.

Auch das bedeutet, dazu stehen, was man fühlt, zulassen, wertfrei und abwarten. Er nimmt es wieder weg! Mal dauert es länger, manchmal geht's schneller, aber das ist mein Weg zur bedingungslosen Liebe zu *MIR* Selbst, zu meinen Gefühlen, zu meinem Körper! Ein anderes Beispiel: Wie stark ist noch immer in mir das Gefühl, so wertlos zu sein, wenn ich mich sehe unter den mißbilligenden Blicken meines Vaters. Er starb vor vielen Jahren ohne je ein Lächeln für mich, und was hab ich nicht alles angestellt in meinem Leben, um diesem schrecklichen Gefühl zu entgehen. Bis ich auch dieses Gefühl eines Tages einfach zuließ. Ich ging ein paar Tage voll durch alle denkbaren Wertlosigkeiten und sagte nur: Ja. OK. Dann bin ich eben wertlos, und hörte auf, mich dagegen zu wehren – und da geschah das Wunderbare:

Eine klare Stimme in mir sagte etwas ganz anderes, erst ganz leise, und ich ließ auch zu, daß diese Worte lauter und deutlicher wurden – Wie sehr getröstet und anerkannt fühle ich mich jetzt.

Doch niemals kann Liebe geschehen, solange wir ein Gefühl, oder einen Gedanken in uns selbst unterdrücken.

Eine andere Freundin erzählte mir, sie würde aus Liebeskummer ihren Geliebten erschießen. Ich konnte (zum Glück!) zulassen, daß sie mir alles darüber erzählte, und damit war es ihr möglich, alle Wut und Enttäuschung offen »Gott hinzuhalten«, und Er nahm den Groll von ihr. Sie fand Frieden, indem sie die Situation akzeptierte, wie sie war. Sie begegnete schon bald einem anderen, liebevollen Mann, der bis zu ihrem Tod bei ihr war.

Ich weiß nicht mehr, welche Bachblüten ich jeweils nahm, und wieviel, es waren viele! Aber ich weiß: Der Griff zur Bachblüte ist der erste Schritt dazu, daß die blockierte Energie im Innern wieder fließen kann!

Jeder kann angstfrei und voller Vertrauen
immer wieder neu ausprobieren, welche Bachblüten-Tropfen „Heute" dran sind, um Energieblockaden aufzulösen oder innere Ruhe zu schenken.

Es gibt keine Regeln,
die für jeden immer passen würden, jeder Mensch ist etwas Besonderes und lebt in seiner eigenen Welt!

Hab Mut und Vertrauen zur *inneren* Stimme!

Sich ergänzende und unterstützende Energien

Bei 19 Larch z.B., Angst: Fehler zu machen, kann Hilfe 33 Walnut sein, um den Mut zu stärken, oder 6 Cherry Plum, keine Angst vor Strafe, wenn es doch nicht gleich klappt.

3 Beech – die Angst, eigene Fehler sich einzugestehen wird verstärkt von 14 Heather, die eingebildete Wichtigkeit, (neu zu bedenken!), oder 32 Vine, steht die Angst im Vordergrund, an Prestige zu verlieren? Oder ist es Oak: Schwäche zu zeigen?

13 Gorse = Flucht in die Krankheit, weil 4 Centaury, man nicht rechtzeitig nein sagen kann, oder 15 Holly, weil man etwas Zuwendung benötigt? Bleibt man in Krankheit, um die Aufmerksamkeiten anderer nicht zu verlieren, oder weil 37 Wild Rose resigniert wurde?

5 Cerato unterstützt viele Therapien, geht es doch immer wieder darum, daß wir lernen, der *eigenen* Stimme zu folgen, seinen eigenen Weg zu finden, ob es anderen nun paßt oder nicht. Denn kein anderer weiß, welchen inneren Gesetzen eine Seele folgen muß!

Und genau das ist für mich der Grund, warum ich die 1. Flasche jeden selbst wählen lasse. Könnte ein Außenstehender die oben beschriebenen Unterschiede wirklich bestimmen? Wohl kaum. Und mir liegt sehr viel

daran, in jedem Menschen das Interesse und die
Mitarbeit an seiner eigenen Geschichte zu aktivieren.

Mut zur Selbstverantwortung! (33 + 37 + 12) Ich bin
sicher, daß viele sehr überrascht sein werden,
über die Kombinationen, die sich bei Selbstwahl
ergeben.

Selbsterkenntnis ist der Weg zur Heilung auf allen
Ebenen! Holly gebe ich selbstverständlich immer dazu:
Wie kann ein Mensch ohne ein bißchen Liebe und Güte
zu oder für sich selbst, überhaupt etwas für sich tun?
Eventuell auch Impatiens, für ein bißchen Geduld, Rom
ist nicht an einem Tag erbaut worden! Tun wir nur jeden
Tag das Beste, was uns heute möglich ist, und morgen
sehen wir morgen!

Da wählt einer Water Violett. Er hat viel Freude an
seiner Arbeit, aber der Chef gibt ihm nicht die
Anerkennung, die er braucht, und er denkt daran, die
Stellung zu verlassen. Water Violett zeigt mir den
wesentlichen Punkt. Er sagt und redet auch immer in der
selben Art darüber, z.B. »Der Chef weiß es gar nicht zu
schätzen, was ich alles tue, er erkennt gar nicht meinen
Wert.« usw.

Liegt es nun wirklich am Chef, oder daran, daß seine
Gedanken vom Chef einfach verwirklicht werden? Ich
denke hier an Willow: *Meine* Gedanken bauen *mein*
Leben! Oder Beech, die Schuld auf andere schieben, *sie*
machen etwas falsch? Oder paßt besser Heather, sich
selbst nicht gar so überwichtig zu nehmen, sondern sich
als Mitarbeiter im Betrieb zu akzeptieren? Oder Chicory,

36

frustriert bei Nichtbeachtung? Oder ist es Olive, die Angst, nicht mehr gebraucht zu werden?

Eventuell würde ich alle Essenzen geben, und nach einer Woche schauen, in welche Richtung sich das Bewußtwerden entwickelt.

Dazu kommt aber noch ein Aspekt: »Was du säst, wirst du ernten!« Also, bei wem, und womit verursacht er die gleichen Gefühle von Nichtanerkennen der Fähigkeiten? Jetzt spürt er am eigenen Leib, wie sich so etwas anfühlt und kann lernen, sorgsamer mit seinen Mitmenschen umzugehen.

Ein anderes Beispiel:

Margitta kommt zu mir wegen Problemen mit einer Freundin, mit der sie vor ca. 1 Jahr eine heftige Auseinandersetzung hatte, sie haben sich seitdem nicht mehr gesehen. Und jetzt wollen sie sich treffen.

Welche Blüten kämen hier in Frage? Honeysuckle, weil es mit Vergangenheit zu tun hat, ist es Unsicherheit, Schuldgefühl oder Groll? Es kann so vieles möglich sein – vom Verstand her, aber die Seele weiß es besser.

Margitta wählt selbst: 2 Aspen, 29 Star of Bethlehem und 4 Centaury. Hier wird ganz deutlich, was Margitta im Innern wirklich fühlt, denkt und fürchtet. Aspen steht für unrealistische Vorstellungen, die, gefärbt aus dem Erlebnis, immer wieder Schreckensbilder im Verstand und im Denken kreieren.

Star of Bethlehem zeigt, wie tief der Schock war, und noch immer in ihr sitzt, wie verletzt sie war. Schockerlebnisse müssen nicht nur dramatische Unfälle sein – hier geht's um verletzende Worte, die ihr so unerwartet von einem geliebten Menschen ins Gesicht geschleudert wurden.

Und Centaury zeigt ihre Unfähigkeit, sich zu wehren, eigene Gefühle und Bedürfnisse anzuführen, oder bei der Auseinandersetzung dagegen zu setzen.

Die drei Aspekte jeder Blüte sind:
1. Die Seelenqualität, das Potential,
2. Die Blockade dieser Energie und die daraus entstandenen Denkmuster,
3. und die jeweilige Angststruktur.
   Das sind hier in dem Fall:
   Aspen: 1. Überwindung der 2. falschen Denkmuster und 3. die Angst vor all den Ängsten.
   Star of Bethlehem: 1. Neuorientierung, 2. Trauer, Kummer, erstarrtes Denken, und 3. die Angst, sich auf die zu plötzlich eingetretene veränderte Situation einzustellen.
   Centaury: 1. Selbstachtung, 2. passives, fast unterwürfiges und zu gutmütiges Denken, 3. die Angst, Nein zu sagen, eigene Forderungen zu stellen.

Margitta kann alles bestätigen und ist erstaunt, wie klar und deutlich ihre schmerzlichen und unterdrückten Gefühle zu tage treten.

Wir richten unsere Aufmerksamkeit also auf das neue Treffen: Sie sieht sich furchtlos und mit Selbstachtung neben ihrer Freundin, konzentriert sich voll Freude auf

38

das Heute, auf die neue Begegnung, sie läßt alle ängstlichen Gedanken los, überwindet bewußt den Kummer und macht das Beste aus dem, was Heute ist.

Menschen mit häufiger Migräne haben durch ihren *Altruismus* gar keinen Zugang mehr zu sich selbst. Da würde ich erst mal mit 4 Centaury, 5 Cerato, 6 Cherry Plum und 7 Chestnud Bud beginnen, um die perfekt unterdrückten oder eingebrannten falschen Denkmuster in Bewegung zu bringen. Migräniker müssen lernen, ihrer Intuition zu folgen, ohne Angst vor Strafe wenn sie Nein sagen, und wenn andere sie wie gewohnt, manipulieren wollen!

Ich persönlich habe Jahre daran gearbeitet, um von diesen Ängsten und Schuldgefühlen, die ganz bestimmt auftauchen, wenn man Nein sagt, frei zu werden, und möchte jedem Mut machen, damit zu beginnen. Es verändert sich viel, am meisten der »Freundes«-Kreis, die Lebenseinstellung und damit die Lebensqualität. Jahre gebraucht hab ich deshalb, weil ich nicht wußte, *wo* ich die Ursache suchen und finden könnte, und obiges ist der *einfache Nenner*, die Schiene, der Weg, der aus diesem Jammertal voll Schmerz herausführt! Dr. Bach sagt, wenn die Lektion begriffen und der Fehler überwunden ist, besteht kein Grund mehr für den Zwang der Korrektur: die Befreiung von Migräne war der Beweis!

Die Bachblütenessenzen, diese Energieschwingungen helfen so gut, der neuen Denkrichtung zu folgen. Ich geb' die Tropfen meist nur noch in ein Glas Wasser, welches über den Tag verteilt getrunken wird. Dann sieht man weiter: Hat sich alles aufgelöst, oder kommen noch andere Ängste hoch, oder Groll, oder Schuldgefühle?

Nimmt man sich *einmal* die Zeit und Ruhe, ein anstehendes Problem nach diesem Beispiel zu lösen, erkennt man die ähnlichen Muster auch in anderen Bereichen, die wie durch ein Wunder, plötzlich ebenfalls gelöscht werden!

In meiner Therapie mit allen drei Aspekten: Seelenqualität, Blockade und Ängste findet auch der Verstand den Zugang zu sich selbst.

Und das ist der wichtigste Teil meiner Arbeit. Die tiefsten, inneren und nie ausgesprochenen Ängste und Gefühle und Denkmuster ins Bewußtsein zu holen. Und dann die Frage:

Will ich das überhaupt erkennen, was mich quält?

Will ich das löschen und statt dessen selbst die Verantwortung für mein Lebensglück übernehmen?

Diese Fragen ganz klar zu beantworten ist äußerst wichtig. Jeder muß neu für sich selbst entscheiden, wenn er aufhören möchte, zu leiden. Er hört auf, andere Menschen oder äußere Umstände zu beschuldigen, und nimmt das Steuer seines ganzen Seins selbst in die Hand. Dabei hilft 37 Wild Rose und 38 Willow. Wenn die blockierten Seelenenergien ins Fließen kommen, ist es leichter, als man sich vorstellen kann. Doch es geht nicht alleine von selbst – der Verstand, das Denken muß neu orientiert werden! Alte Denkmuster müssen bewußt erkannt und gelöscht werden!

40

Es gibt Phasen, in denen alles relativ glatt und geregelt verläuft, und dann kommen Tage und Wochen, in denen alles mögliche derart quer läuft, daß wir auch am liebsten davonliefen. – Aber wohin?

Geschickter wäre es, wenn wir solche Situationen als Erfahrung sehen, und als Training, etwas Neues zu lernen um zu reifen.

Der Beginn sieht meist ähnlich aus:

1. *Angst vor dem Neuen* an sich, und Verlustängste, Gewohntes zu verlieren.

2. *Widerstand* gegen die äußeren Umstände, bestimmte Menschen und innere Gefühle.

   Wogegen am meisten?

3. *Innerer Trotz,* sich dem zu stellen, sich damit auseinander zu setzen, und eine neue Meinung oder Vorstellung gegen die alte einzutauschen.

»Welche Fähigkeit müßte entwickelt werden, wo habe ich mich geirrt? Was müßte *Ich* tun oder ändern oder lassen, um wieder in Balance, im inneren Gleichgewicht zu sein?«

Die Macht der Worte

Nichts verletzt mehr, als unbedacht
dahergesagte Worte.
Oder Worte, die ungesagt bleiben,
in Momenten der Ungewißheit!
Und was schenkt mehr Glück,
als ein Wort, in Liebe und Verstehen
gesagt?
Worte, nichts als Worte!

Willst Du glücklich sein im Leben
trage bei zu andrer Glück;
denn die Freude, die wir geben
kehrt ins eigne Herz zurück!

Was immer Du säst,
Du wirst es ernten!

Versprechen oder Drohung?

Es ist Deine Wahl und
Deine Entscheidung,
was Du säst!
Was Du sagst oder denkst und tust -
Es kommt zu Dir zurück!

Redensarten, Worte

Am Anfang war das Wort – so beginnt die Bibel, und wirklich, alles entsteht durch Worte!

Wir haben immer die Wahl, welche Gefühle wir in unseren Kindern oder in anderen Menschen erzeugen, und dadurch mit beitragen, wie deren Lebenslauf sich gestaltet.

Redensarten sind die »Sünden der Väter und Mütter, und Lehrer, die bis ins 3. und 4. Glied«, d.h. Generation, weiterwirken   (Bibel).

Unser Mund ist voll, übervoll mit lauter solchen Denkprogrammen, die auch unsere Gefühle steuern, denn an jedem Satz klebt ein bestimmtes Gefühl.

Wir haben jetzt die große Chance, uns der Muster bewußt zu werden: Sind diese Worte destruktiv – oder aufbauend? Was wollen wir ernten? Die Macht der Worte ist übermächtig – solange sie unbewußt und automatisch gespeichert werden. Die Werbung macht sich dieses Wissen zu nutze, zur Manipulation der Menschen.

Macht man sich mal *bewußt,* wieviel dummes und nichtssagendes Blabla in so vielen Floskeln steckt, kann man nur noch drüber lachen und damit diese Muster im Inneren löschen. Es geht wirklich!

All die unbewußten Denkmuster mit ihren angsterzeugenden Gefühlen sind es ja nur, die so viel Lebens-energie blockieren. Wir brauchen ungeheuer viel Kraft, um diese Gewohnheitsmuster der Angstgedanken im Unterbewußtsein festzuhalten, damit sie uns im täglichen Leben mit all den Anforderungen nicht überschwemmen. Z.B. was fühlt man bei diesen Worten:

Der *Tod* sitzt im Darm!

oder

Die *Gesundheit* wohnt im Darm,
wenn er sauber ist!

Spüre ganz bewußt den Unterschied, dennoch – es sind nur Worte!

Meine Empfehlung ist: Nur dann daran arbeiten, wenn eine Mißemotion, eine Angst oder ähnliches, aktuell ist. Immer nur grade das bearbeiten, was sich selbst meldet. Nichts forcieren!

An *einem* dieser Denkmuster hängen viele Situationen, die teils bewußt, teils unbewußt mit verarbeitet, aufgeräumt oder gelöscht werden. Es kommen Träume, die dabei helfen, vielleicht ist es gut, sie aufzuschreiben, der Körper aktiviert zusätzlich die unterschiedlichsten Organe, Blase, Niere, Darm, u.ä., um die Reinigung des ganzen Körpers zu unterstützen, und benötigt dafür oft mehr Ruhe, oder auch Bewegung. Selbstverständlich sind die Bachblütenessenzen hierbei die allerbeste Hilfe, Unterstützung und Voraussetzung.

Ich kann es nicht oft genug betonen, um es bewußt zu machen: Das, was wir säen, sind Gefühle im anderen, ausgelöst durch unser Handeln und reden. Und diese

Gefühle kommen zu uns zurück, oft als Miß-emotionen. Hier ein Gleichnis: Wenn ich 5 Personen eine Ohrfeige gebe, empfindet jede etwas anderes. Eine Scham, eine Wut, eine Ohnmacht, eine Haß, eine Demütigung usw. und nur einer, vielleicht, schlägt sofort zurück. Das bedeutet, daß ich nicht immer genau die gleiche Tat erleiden muß, sondern sehr oft ist die »Ernte« indirekt und kommt als Gefühl. Die jeweilige Angststruktur der entsprechenden Bachblüte gibt nun die Möglichkeit, zu erkennen, in welchem Lebensbereich Gefühle unterdrückt sind, nur *unterdrückte* Gefühle machen krank, und können jetzt aufgelöst werden.

Es grenzt immer wieder an Wunder, zu erleben, wenn das geschieht! Zentnerlasten fallen ab von der Seele, und einige verlieren sogar Körperpfunde!

Mit dem JA,
das ich von anderen brauche,
und dem NEIN
von anderen, das mich entmutigt,
gebe ich anderen die Macht,
über mich und mein Tun zu urteilen!

Angsterzeugende und verunsichernde Redensarten, die im Herzen ein furchtbares Gefühl verursachen:

Was sollen denn bloß die Leute sagen?
Was willst du denn jetzt schon wieder?
Schau dich mal an, wie du aussiehst!
Wie stehst du denn da!
Halte dich grade, geh nicht so krumm!
Du bist schuld!
Ach, du kleines Dummerle.
Du Trottel, paß' doch auf!
Paß bloß auf, daß nichts passiert!
Ist das alles, was du kannst?
Du mußt was essen, sonst wirst du krank.
Wer nicht hören will, muß fühlen.

Das alles hier sind blöde, dämliche Floskeln!! Ohne jeden Wert und Wahrheitsgehalt! Erkenne die blöde Floskel in all solchen Reden, und Du bist sofort frei davon!

Raum für eigene Redensarten

46

Aufbauende Redeweisen, die Mut machen:

Ich wünsch' dir viel Freude unterwegs und
komm gesund zurück.
Probiere es einfach, es wird schon klappen.
Kann ich dir irgendwie helfen?
Du hast so gute Einfälle und Ideen.
Schön, daß du da bist.
Wie gut das ist, mit dir zu reden.
Fahrlehrer: Immer vorausschauend fahren.
Du schaffst das schon.
Ich freu' mich immer, dich zu sehen.

Spürst Du die wohltuende Energie-Schwingung?

Raum für eigene Redeweisen

Angst ist positiv

Im Gegensatz zu Ängsten, die in Erinnerung an Vergangenem hängen, ist Angst, die aus der Gegenwart entsteht, oft lebensrettend! Leider wird auch diese Angst aus Gewohnheit, aus falschem Denken unterdrückt. Die Frau, die durch den Park geht und plötzlich ein beklemmendes Gefühl spürt, sollte umkehren, sofort, statt zu denken, was soll's, oder es wird schon nichts sein. Ein Verbrecher sendet mit seinen Gedanken Energien aus, die die Menschen in der Umwelt wahrnehmen. Oder im Kriegsgeschehen, in Bombennächten, wenn alle Sinne auf Überleben gerichtet sind, ist Angst der Wegweiser aus der Gefahr!

Aber es ist so schwer, ein Angstgefühl genau anzuschauen, um unterscheiden zu können: Ist diese Angst Erinnerung oder Gegenwart? Wovor warnt mich dieses Gefühl? Wir sehen auch hier wieder die zwei Seiten der einen Münze, nichts auf der Welt ist nur schlecht, oder nur gut, sondern je nach Situation entweder angebracht oder nicht. Unterscheidungsfähigkeit zu lernen, bewußt zu erkennen und danach handeln, umkehren können, leicht und frei von hemmenden Gedanken, wenn man erkannt hat, nein, das war der falsche Weg, – ist fortwährende Übung, bei der mein Buch gut helfen kann. Zumindest demjenigen, der so viel Interesse für sich selbst aufbringt! Wähle eine Blüte und schau, welche Angststruktur sie anzeigt. Dann überlege, ist diese Angst »Jetzt« angebracht, ist die Situation ähnlich wie früher? Welche Worte erzeugen diese Angst? Welche Gefühle kleben an diesen Worten? Wem verursachst Du selbst solche Ängste??

Es gibt Menschen, die eine „Freude" daran haben, andere durch kritische oder herabsetzende Bemerkungen zu verunsichern, zu verletzen. Sie wissen auch ganz genau, wo der wunde Punkt ist.

Nun ist es aber Gesetz, daß alles, was wir aussenden, auf uns selbst zurückkommt – der Kritiker wird selbst immer „empfindlicher", und der Kritisierte kann bewußt üben, sich gegen solche Bemerkungen immun zu machen, z.B. mit der entsprechenden Bachblüte, wenn er sich die Ängste genau anschaut oder intuitiv eine Blüte wählt. Alles im Leben ist Training, oder Befähigung!

Alle 3 Aspekte der Bachblüten in Kurzfassung

Hier habe ich den wesentlichen Aspekten der Bachblüten die Angststrukturen gegenübergestellt. Man sieht auf einen Blick, um welche Blockade es geht. Der Verstand muß mitarbeiten, man kann die Bachblütentropfen nicht so nehmen wie Tabletten und alles dem Körper überlassen!

Eine andere Möglichkeit ist, bewußt die Blüte einer Seelenqualität einzunehmen, an der ein Mangel besteht. Zum Beispiel Gelassenheit, oder Sanftmut, oder Selbstachtung, richte die Aufmerksamkeit darauf und beobachte die aufsteigenden Ängste und Deine Verhaltensmuster.

Die Seelenqualitäten, das Potential der Fähigkeiten – sind sie manchmal wirklich blockiert, oder noch gar nicht vorhanden? Noch gar nicht entwickelt?

Wir wissen, daß wir auf dieser Erde sind, um zu lernen, aber was genau ist zu lernen? Könnte ein Mensch wirklich so grausam sein, Tiere und Kinder derart zu quälen, wenn Liebe in ihm vorhanden ist, aber nur blockiert?

Kämpfen Ebenbürtige miteinander, ist es ein Üben und Messen der Kräfte, aber hilflose, kleinere und schwächere Wesen zu malträtieren, ohne das geringste Gefühl von Mitleid oder Reue – das ist etwas ganz anderes. So weit entfernt von Liebe und Verstehen.

Schauen wir uns doch mal all die schönen und guten Qualitäten und Potentiale der Seele an: Wieviele davon

50

leben wir? Welche ist unsere stärkste Tugend? Ist es vielleicht Mut, oder Einfühlungsvermögen, oder Heiterkeit, oder Geduld? Wie steht es mit Selbstachtung oder Selbstvertrauen? Und welche Aspekte fallen uns schwer, im Alltag zu leben? Wieviel Zuversicht und Hoffnung haben wir in schwierigen Situationen, wieviel Geduld oder innere Balance und Ausgeglichenheit ist vorhanden im ewigen Wechselspiel des Lebens?

Es ist ein großer Unterschied in unseren Lernübungen, ob wir eine Blockade auflösen müssen, um etwas, das vorhanden ist, wieder ans Licht zu bringen, oder ob wir es überhaupt erst mal erwerben und erarbeiten müssen. Falls wir das selbst wollen!

Da wird einer immer wieder bedrängt, weil er so passiv ist, so wenig Verantwortung übernehmen will – ihm *fehlt* einfach die *Motivation*. Oder der andere, ewig gereizt und ungeduldig, eigentlich sehr fähig, aber in Dauerangst, etwas zu versäumen – ihm fehlt *Gleichmut*, Sanftmut, Geduld, oder *Gelassenheit*.

Eine Frau, die sich aufopfert für andere und letztendlich selbst zum Opferlamm wird, hat einen großen Mangel an Selbstachtung, Selbstbewußtsein, Mut und Unterscheidungsfähigkeit, um nur ein paar Beispiele zu nennen.

Dr. Bach sagte, jede Krankheit zeigt uns ein Fehlverhalten! Wenn also der Leidensdruck groß genug ist und lange genug dauert, kann jeder beginnen, herauszufinden, wo der Fehler oder Mangel liegt. Und wenn wir unsere Aufmerksamkeit auf die positiven Aspekte lenken, in der Meditation, oder Kontemplation, werden wir mit Hilfe der gewählten Bachblüte schnell den Mangel erkennen. Gewohnheiten zu ändern ist möglich, allerdings bedarf es der Übung und des eigenen Willens der Entscheidung dazu. Honeysuckle hilft, die bereits erworbenen Fähigkeiten zu erkennen, die im Zwang schwerer Krisen entstanden sind.

Ich plädiere sowieso für das Positive, daß wir immer mehr unser Denken auf das richten, was wir anstreben, statt immer wieder in den alten Fehlerkrümeln zu suchen.

So viele Menschen erzählen mir immer wieder ausführlich über all das, was ihnen nicht paßt, was sie stört, was sie ärgert usw. und wenn ich dann nur frage:

Was willst Du statt dessen?

erlebe ich das große Schweigen.

All das, worüber wir dauernd reden, wird genau damit mit neuer Energie bedacht, also gerade das, was wir nicht wollen, kriegt neue Kraft. Lenken wir die Aufmerksamkeit auf das, was wünschenswert ist, auf das, was wir anstreben, auf bessere Ziele, fließt die Energie dorthin, das andere verschwindet.

Schon Goethe sagte: Wir müssen auch *immer wieder* über das Gute und Schöne reden, weil das Schlechte viel zu oft benannt wird.

Wir nehmen also positive Neugier, um überall im eigenen Lebensbereich das Richtige zu erkennen, das Beste zu tun, um dann mit Staunen und Freude zu

52

erleben, auf welch wundersame Art und Weise unser
Leben glücklich wird, so ganz tief drinnen!

❦

Es ist leichter,
die eigenen Stärken und Fähigkeiten zu entfalten und
zu erweitern, als Schwächen und Fehler zu
bekämpfen!
Das heißt, wir verlagern die Aufmerksamkeit.

„Ja" zu sagen, wenn ich „Nein" denke,
ist Heuchelei aus Gefälligkeit
– ich will den anderen (nicht ent-) täuschen, damit er
mich mag –

Und dann?

Welche Gefühle entstehen? Welche Krankheiten??

❦

Nachfolgend eine Übersicht aller drei Aspekte auf einen
Blick, um die richtige Blüte leichter zu finden.

Seelenqualität	Blockiertes Denkmuster	Angststruktur
1. *Agrimony* Optimist	Verbirgt Gefühle	Angst vor Ängsten
2. *Aspen* Überwindung	unrealistisches Denken	Angst vor Wahnideen
3. *Beech* Toleranz, Mitgefühl	Kritiksucht, Arroganz	Angst vor eigenen Fehlern
4. *Centaury* Selbstachtung	zu altruistisch	Angst Nein zu sagen
5. *Cerato* Intuition	kein Selbstvertrauen	Angst, der Intuition zu folgen
6. *Cherry Plum* Gelassenheit	kurz vorm Durchdrehen	Angst vor Strafe
7. *Chestnud But* Verwirklichen (neues)	immer gleiche Fehler	Angst vor Manipulation
8. *Chicory* Freundlichkeit	Erwartungs- haltung	Angst vor Nichtbeachtung
9. *Clematis* Idealismus	nicht in der Gegenwart	Angst, sich der Realität zu stellen
10. *Crab Apple* Ordnung	Detailkrämer	Angst vor Schattenseiten

Seelenqualität	Blockiertes Denkmuster	Angststruktur
11. *Elm* Verantwortung	übernimmt mehr als nötig	Angst, Pause zu machen
12. *Gentian* Zuversicht	denkt pessimistisch	Angst vor Glück und Erfolg
13. *Gorse* Hoffnung	sehr verzweifelt	Angst um den Krankheitsgewinn
14. *Heather* Einfühlungsvermögen	selbst bezogen, egozentrisch	Angst, eingebildete Wichtigkeit zu verlieren
15. *Holly* Bedingungslose Liebe	Haß = Neid = Wutgefühle, Eifersucht	Angst, negative Gefühle in sich selbst zuzulassen
16. *Honeysuckle* Wandlungsfähig	bedauert Vergangenes	Angst, auch das Gute in Schwierigkeiten zu sehen
17. *Hornbeam* Lebendigkeit	mental erschöpft	Angst, dem Körper Freude zu bereiten
18. *Impatiens* Sanftmut	gereizt und ungeduldig	Angst, etwas zu versäumen
19. *Larch* Selbstvertrauen	Minderwertigkeitsdenken	Angst, Fehler zu machen
20. *Mimulus* Tapferkeit, Mut	furchtsam, ängstlich	Angst vor der Vielfalt des Lebens

Seelenqualität	Blockiertes Denkmuster	Angststruktur
21. *Mustard* Heiterkeit	Depressiv, Melancholie	Angst vor Aktivität
22. *Oak* Ausdauer	gibt nie auf, erstarrt im Leistungsdruck	Angst vor schwach sein
23. *Olive* Gleichgewicht	total erschöpft	Angst, nicht gebraucht zu werden
24. *Pine* Verzeihen	quält sich mit Schuldgefühlen	Angst vor eigener Schuld
25. *Red Chestnud* Fürsorge	übertriebene Angst um andere	Angst vor Alleinsein
26. *Rock Rose* Standhaftigkeit	Panik, Entsetzen	Angst vor dem Sterben
27. *Rock Water* Anpassung in innerer Freiheit	starrsinnig, unflexibel	Angst, zu gering zu sein, wertlos
28. *Scleranthus* Balance	sprunghaft, unzufrieden	Angst, Entscheidung anzunehmen
29. *Star of Bethlehem* Erweckung	wie betäubt durch Schockerlebnis	Angst vor neuer Situation
30. *Sweet Chestnud* Erlösung	in tiefster Seelenqual	Angst vor »negativen« Gefühlen

Seelenqualität	Blockiertes Denkmuster	Angststruktur
31. *Vervain* Selbstdisziplin	zu fanatisch, immer im Einsatz	Angst, zu wenig zu tun
32. *Vine* Autorität	rücksichtslos, ehrgeizig	Angst vor Macht-, Geld- und Prestigeverlust
33. *Walnut* Pionier	verunsichert, läßt sich ablenken	Angst, mutig zu sein
34. *Water Violet* Demut	herablassend, überheblich	Angst, verkannt zu werden
35. *White Chestnud* Unterscheidungs fähigkeit	Gedanken- karussell	Angst, eigenes Fehlverhalten anzusehen
36. *Wild Oat* Berufung	unzufrieden, unklar	Angst vor Verzicht
37. *Wild Rose* Motivation	lähmend gleichgültig, total passiv	Angst vor Selbstverant- wortung
38. *Willow* Zieldenken	grollt dem Schicksal	Angst, an die Kraft der Gedanken zu glauben

Zusammenfassung

1. Ich erkenne und durchschaue viele Redensarten als dämliche Floskeln, und somit verlieren sie alle Macht über mich!

2. Wir ernten immer, was wir gesät haben, manchmal direkt, manchmal indirekt, früher oder später. Dieses Gesetz beweist eindeutig, warum es manchen Menschen so gut geht, und andere haben nur Probleme. Wir selbst haben Anteil an allem, was uns berührt.

3. Die 3 Aspekte jeder Bachblüte offenbaren uns den Weg zu einem selbstbewußten Sein,
   1. Die Seelenqualität
   2. Die Blockade
   3. Die Struktur der Angst.

4. Liebe ist wertfrei, akzeptiert das, was ist. In Güte und Barmherzigkeit hilft sie, Ängste anzuschauen und aufzulösen.

Hier füge ich noch eine Übersicht über Chakren bei.

Wenn ein Chakra blockiert ist, besteht kaum eine Möglichkeit der Heilung *der* Organe, die dem jeweiligen Chakra zugeordnet sind und vom entsprechenden Chakra mit Prana, der Lebensenergie, versorgt werden. Die Orgontherapie wird immer wichtiger in der heutigen Zeit und läßt sich wunderbar kombinieren mit Bachblüten, Edelsteinen, Kräutern und den verschiedensten Energieschwingungen, zum Wohl aller Lebewesen.

Doch sollte jeder seiner Intuition folgen und selbst testen, ob die Anregungen und Beispiele hier auf ihn zutreffen oder anders kombiniert besser wären. Nichts ist falsch, wenn es mit Liebe angewandt wird!

❦

Chakren und die entsprechenden
Organe, Bachblüten und Edelsteine

7. Scheitel – Sitz der Vollendung,
   18 Impatiens – Sanftmut,
   Großhirn, Zirbeldrüse,
   Amethyst, Bergkristall und Gold.

6. Stirn,   3. Auge   –   Erweckung,   bewußtes
   Wahrnehmen und Intuition, 29 Star of Bethlehem
   – Geistige Klarheit,
   Zentralnervensystem,   Hypophyse,   Kleinhirn,
   Augen, Ohren, Nase, Stirn- und Nebenhöhlen,
   Lapislazuli, Sodalith.

5. Hals – Zentrum der Kommunikation,
   34 Water Violett – Demut, Weisheit.
   Sprache, Hören, Lunge, Bronchien, Speiseröhre,
   Arme, Aquamarin.

4. Herz   –   Mittelpunkt   der   Chakren,
   Selbstverwirklichung, Tor zur Seele
   4 Centaury – Selbstachtung
   Herz, Lunge, Kreislauf, Haut, Lymph- und
   Immunsystem, Thymusdrüse,
   Jade, Malachit, Rosenquarz.

3. Nabel – Solarplexus, Sitz der Persönlichkeit. Das
   Sonnengeflecht besteht aus mehreren Chakren, die
   zusammengefaßt werden.

60

19 Larch – Selbstvertrauen, 12 Gentian –
Gottvertrauen, 26 Rock Rose – Standhaftigkeit,
16 Honeysuckle – Wandlungsfähigkeit
3 Beech – Toleranz.
Magen, Leber, Galle, Milz, Verdauungssystem,
Darm, vegetatives Nervensystem.
Tigerauge, Bernstein, Citrin.

2. Sakral – Heilig, Leben gebend – Leben
empfangend, Gefühlsbereich,
YIN – 24 Pine – Erlösung, Vergebung / YANG –
1 Agrimony – objektive Urteilsfähigkeit.
Sexualorgane, Nieren, Blase, Blut, Lymphe.
Orangefarbene Koralle, auch Hämatit.

1. Wurzelchakra – Damm, Vitales Kraftzentrum.
10 Crab Apple – Ordnung.
Wirbelsäule, Zellaufbau, Knochen, Zähne, Nägel,
Darm, Nebennieren, Blutkreislauf.
Rubin, Blutjaspis, Granat.

❦

Zum guten Schluß

Und nun, zum guten Schluß, zum
Ende der Vergangenheit,
der »Ruf der Gegenwart«.

von Gano Yah

Es gab so viel, wonach ich strebte
viel Mut und Kraft schien ich vertan.
Manch schlimme Zeit, die ich erlebte,
hängt meinem Denken heut noch an.

Doch alles, was ich je gefühlt,
was ich erlitten und gedacht,
was meine Seele aufgewühlt,
hat mich zum Menschen erst gemacht!

Hat mich geläutert, ließ mich reifen,
gab meinem Wesen Tiefe, Glanz.
Jetzt heißt es, nach der Frucht zu greifen,
die off'ne Form zu füllen ganz.

Nun grämt mich keine alte Wunde!
Vertrauen hab ich in die Gegenwart:
Es liegt in jeder neuen Stunde
die Chance zu einem Neuen Start!

Über die Autorin Eva-Maria Faller

Im Jahr 1982 besuchte sie das 1. Seminar bei Mechthild Scheffer: Bachblüten-Therapie und Praxis und erkannte sofort die tiefe Weisheit dieser Lehre.

Menschen im Leid und Schmerz helfen zu können, ohne jede Angst vor schädlichen Nebenwirkungen, gab ihr die größte Sicherheit. Bachblütenenergien schaden niemals! Sie haben ausschließlich positive Wirkung!

In weiteren Fortbildungsseminaren, Forschungen an sich selbst und vielen anderen Menschen vertiefte sie ihr Wissen und gelangte schließlich zu der Erkenntnis, daß jede der 38 Bachblüten auf eine ganz bestimmte Angststruktur heilend wirken kann.

Um die jeweiligen Angstgefühle genau zu erkennen und bewußt zu definieren, entstand dieses Buch.

Kommentare, Fragen etc.

E.-M. Faller
50682 Köln
Postfach 600 211

Die Strukturen der Angst

1.	Agrimony	— Angst vor Angstgefühlen
2.	Aspen	— Angst vor Wahnvorstellungen
3.	Beech	— Angst, eigene Fehler zuzugeben
4.	Centaury	— Angst, Nein zu sagen
5.	Cerato	— Angst der Intuition zu folgen
6.	Cherry Plum	— Angst vor Strafe und Liebesentzug
7.	Chestnut Bud	— Angst vor Manipulation
8.	Chicory	— Angst vor Nichtbeachtung
9.	Clematis	— Angst, die Realität zu sehen
10.	Crab Apple	— Angst vor den Schattenseiten
11.	Elm	— Angst, Pause zu machen
12.	Gentian	— Angst vor Glück und Erfolg
13.	Gorse	— Angst, den Krankheitsgewinn zu verlieren
14.	Heather	— Angst, eingebildete Wichtigkeit zu verlieren
15.	Holly	— Angst, sich Wut- und Neidgefühle zu erlauben
16.	Honeysuckle	— Angst, Vergangenes realistisch zu sehen
17.	Hornbeam	— Angst, den körperlichen Bedürfnissen nachzugeben
18.	Impatiens	— Angst, zu versäumen

64

in Kurzform auf einen Blick

19.	Larch	— Angst, Fehler zu machen
20.	Mimulus	— Angst vor dem Leben
21.	Mustard	— Angst, aktiv sein zu müssen, wenn k.o.
22.	Oak	— Angst vor Schwachsein
23.	Olive	— Angst, nicht gebraucht zu werden
24.	Pine	— Angst vor Schuldgefühlen
25.	Red Chestnut	— Angst vor Alleinsein
26.	Rock Rose	— Angst vor dem Sterben
27.	Rock Water	— Angst, gering zu sein, wertlos
28.	Scleranthus	— Angst, Entscheidung anzunehmen
29.	Star of Bethlehem	— Angst vor neuer Situation
30.	Sweet Chestnut	— Angst vor »negativen« Gefühlen
31.	Vervain	— Angst, zu wenig zu tun
32.	Vine	— Angst vor Macht-, Geld- und Prestigeverlust
33.	Walnut	— Angst, mutig zu sein
34.	Water Violett	— Angst, verkannt zu werden
35.	White Chestnut	— Angst, eigenes Fehlverhalten zu sehen
36.	Wild Oat	— Angst vor Verzicht
37.	Wild Rose	— Angst vor Selbstverantwortung
38.	Willow	— Angst, an Macht der Gedanken zu glauben

Weitere Buchempfehlungen

Dr. Götz Blome, Bauer Verlag,
Mit Blumen heilen

Louise Hay, Gesundheit für Körper und Seele,
Heyne Verlag

Josef Kirschner, Die Kunst, ohne Angst zu leben Knaur
Verlag und Die Kunst, ein Egoist zu sein

Gordon Freemann Fraser, Blick hinter die Kulissen des
Lebens, Studienkreis e.V. Meschede, Tel.: 02903-1844

Dr. Harnisch, Orgonenergie

Dr. Krämer und Dr. Wild, Neue Therapien über die
Bach-Blüten 2, Hautzonen, Ansata Verlag

Orgon-Strahler, Informationen: M. Weigerstorfer,
Postfach 10 10 20, 93010 Regensburg.

Die Nummern entsprechen den Nr. der Blüten

Seelenqualität	Blockiertes Denkmuster	Angststruktur
1. Optimist	Verbirgt Gefühle	Angst vor Ängsten
2. Überwindung	unrealistisches Denken	Angst vor Wahnideen
3. Toleranz, Mitgefühl	Kritiksucht, Arroganz	Angst vor eigenen Fehlern
4. Selbstachtung	zu altruistisch	Angst Nein zu sagen
5. Intuition	kein Selbstvertrauen	Angst, der Intuition zu folgen
6. Gelassenheit	kurz vorm Durchdrehen	Angst vor Strafe
7. Verwirklichen (neues)	immer gleiche Fehler	Angst vor Manipulation
8. Freundlichkeit	Erwartungshaltung	Angst vor Nichtbeachtung
9. Idealismus	nicht in der Gegenwart	Angst, sich der Realität zu stellen
10. Ordnung	Detailkrämer	Angst vor Schattenseiten
11. Verantwortung	übernimmt mehr als nötig	Angst, Pause zu machen
12. Zuversicht	denkt pessimistisch	Angst vor Glück und Erfolg
13. Hoffnung	sehr verzweifelt	Angst um den Krankheitsgewinn
14. Einfühlungsvermögen	selbst bezogen, egozentrisch	Angst, eingebildete Wichtigkeit zu verlieren
15. Bedingungslose Liebe	Haß = Neid = Wutgefühle, Eifersucht	Angst, negative Gefühle in sich selbst zuzulassen
16. Wandlungsfähig	bedauert Vergangenes	Angst, auch das Gute in Schwierigkeiten zu sehen

17. Lebendigkeit	mental erschöpft	Angst, dem Körper Freude zu bereiten
18. Sanftmut	gereizt und ungeduldig	Angst, etwas zu versäumen
19. Selbstvertrauen	Minderwertigkeits denken	Angst, Fehler zu machen
20. Tapferkeit, Mut	furchtsam, ängstlich	Angst vor der Vielfalt des Lebens
21. Heiterkeit	Depressiv, Melancholie	Angst vor Aktivität
22. Ausdauer	gibt nie auf, erstarrt im Leistungsdruck	Angst vor schwach sein
23. Gleichgewicht	total erschöpft	Angst, nicht gebraucht zu werden
24. Verzeihen	quält sich mit Schuldgefühlen	Angst vor eigener Schuld
25. Fürsorge	übertriebene Angst um andere	Angst vor Alleinsein
26. Standhaftigkeit	Panik, Entsetzen	Angst vor dem Sterben
27. Anpassung in innerer Freiheit	starrsinnig, unflexibel	Angst, zu gering zu sein, wertlos
28. Balance	sprunghaft, unzufrieden	Angst, Entscheidung anzunehmen
29. Erweckung	wie betäubt durch Schockerlebnis	Angst vor neuer Situation
30. Erlösung	in tiefster Seelenqual	Angst vor »negativen« Gefühlen
31. Selbstdisziplin	zu fanatisch, immer im Einsatz	Angst, zu wenig zu tun
32. Autorität	rücksichtslos, ehrgeizig	Angst vor Macht-, Geld- und Prestigeverlust
33. Pionier	verunsichert, läßt sich ablenken	Angst, mutig zu sein

34.	Demut	herablassend, überheblich	Angst, verkannt zu werden
35.	Unterscheidungs-fähigkeit	Gedankenkarussel l	Angst, eigenes Fehlverhalten anzusehen
36.	Berufung	unzufrieden, unklar	Angst vor Verzicht
37.	Motivation	lähmend, gleich-gültig, total passiv	Angst vor Selbstverantwortu ng
38.	Zieldenken	grollt dem Schicksal	Angst, an die Kraft der Gedanken zu glauben

Blüten-Essenzen 1 - 13

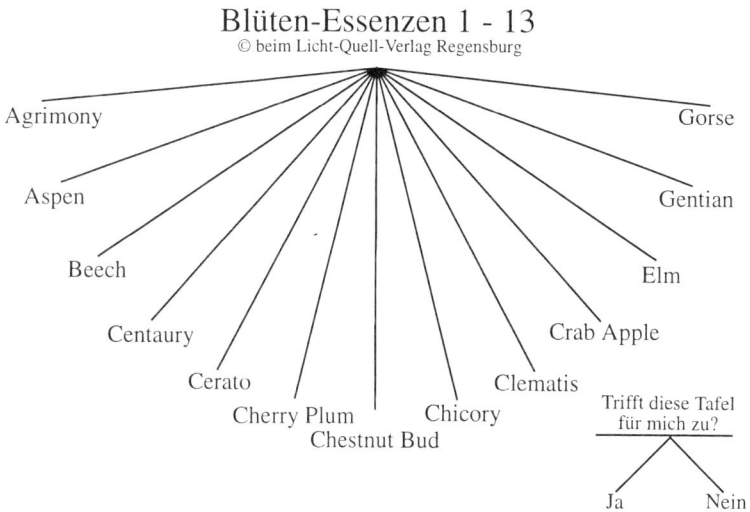

Agrimony

Gorse

Aspen

Gentian

Beech

Elm

Centaury

Crab Apple

Cerato

Clematis

Cherry Plum

Chicory

Chestnut Bud

Trifft diese Tafel für mich zu?

Ja   Nein

Blüten-Essenzen 14 - 26

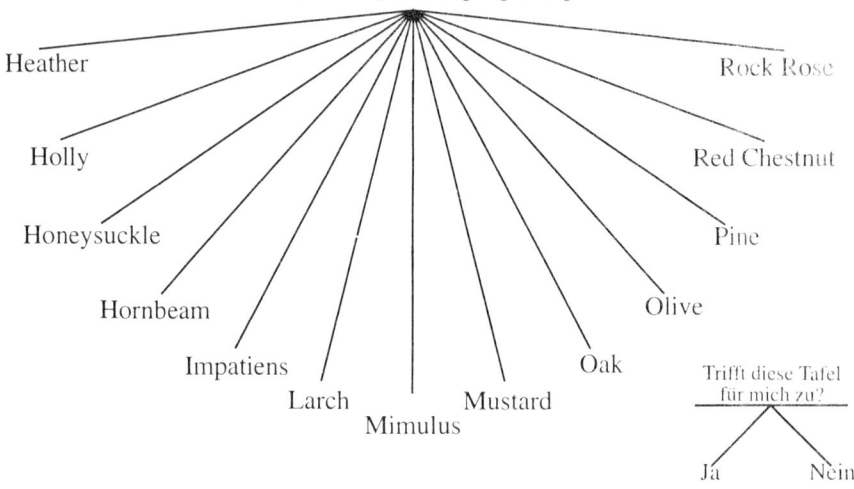

Heather

Holly

Honeysuckle

Hornbeam

Impatiens

Larch

Mimulus

Mustard

Oak

Olive

Pine

Red Chestnut

Rock Rose

Trifft diese Tafel
für mich zu?

Ja   Nein

Blüten-Essenzen 27 - 39

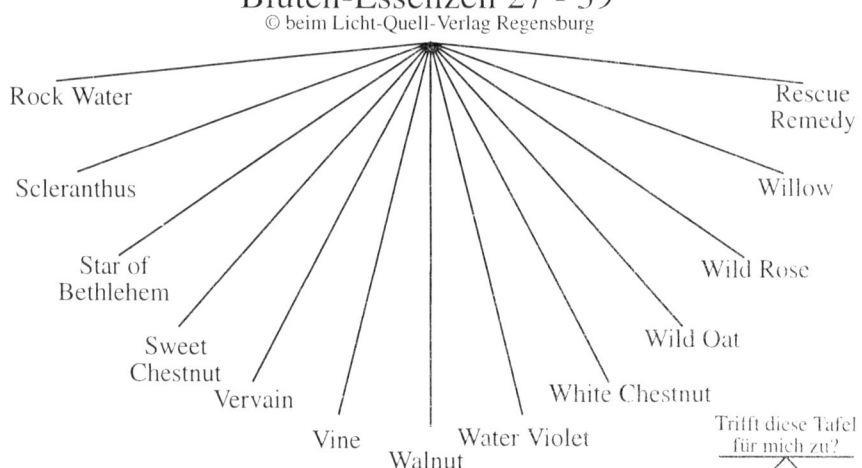

Rock Water

Scleranthus

Star of
Bethlehem

Sweet
Chestnut

Vervain

Vine

Walnut

Water Violet

White Chestnut

Wild Oat

Wild Rose

Willow

Rescue
Remedy

Trifft diese Tafel
für mich zu?

Ja   Nein

ORa Orgon-Strahler

Der ORa Orgon-Strahler ist eine Falle für kosmische Energie. Die sehr schnell schwingende kosmische Energie wird durch den Aufbau des Strahlers eingefangen und auf eine langsamere Schwingung abgebremst. Diese verlangsamte Schwingungsenergie kann nun von unserem Körper aufgenommen werden.

Bestrahlt man sich mit dem ORa Orgon-Strahler, so werden Energie-Defizite ausgeglichen und die Selbstheilkräfte aktiviert. Ebenfalls ist die Energieaufladung von Tieren, Gegenständen und Lebensmittel möglich.

Für Einsteiger in die Arbeit mit Orgon haben wir das Zubehör des ORa Orgon-Strahlers um Turbo-Lader und Breitstrahler ergänzt und die Energie-Birne weggenommen.

Die Einsteiger-Ausstattung besteht aus folgenden Teilen:

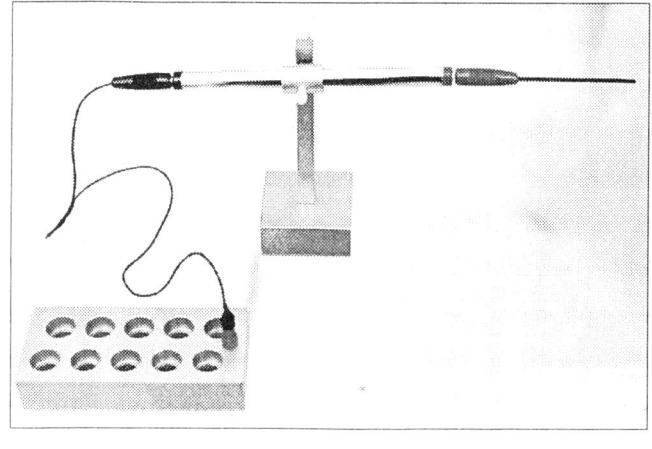

ORa Orgon-Strahler mit Globuli-Kugel, Chakra-Kugel und Ständer für Strahler, Medikamenten-Wabe und Kabel, Transmitter (Standard, Wasseraufbereitung, Harmonischer Verlauf von Heilreaktionen und Lösch-Ampulle) Breitstrahler Spitze*, Turbo-Lader*, Buch die wichtigsten Pendel-Tafeln, Video, Halter für Ampullen und Fotos.

Der ORa Orgon-Strahler wirkt durch seinen technischen Aufbau energie-erzeugend, ähnlich einer Lupe. Er ist auf zusätzliche Stromversorgung nicht angewiesen, arbeitet immer und nützt sich nicht ab. Ein echtes Gerät der neuen Zeit.

Wer sich noch genauer informieren will, kann unter dem Stichwort "Orgon-Info" ausführliche Unterlagen anfordern bei: ORa GmbH; D-93010 Regensburg; Postfach 10 07 07; Tel. 0941/ 79 38 42; Fax 0941/ 79 49 10.

Z-4 ORa Orgon-Strahler Einsteiger-Set   DM 698,00

ORa Wellen-Generator

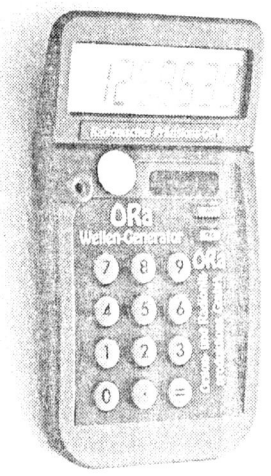

Der ORa Wellen-Generator ist ein Radionik-Gerät made in Germany. Die Pioniere der Radionik waren jedoch in England zuhause. Schon in den 50er Jahren konnte man in England verschiedene Radionik-Geräte kaufen. Die neueste Generation von Radionik-Geräten kommt jedoch aus Regensburg und wurde von uns entwickelt. Das Schwierige bei den Radionik-Geräten ist die Ratenfindung. In der Vergangenheit wurden die Raten mit Rute oder Pendel erarbeitet, was mit der ganzen Ungenauigkeit dieser Methode belastet war. Bei Tests haben zehn gute Pendler zehn verschiedene Raten für ein und dasselbe ausgearbeitet. Die Wirkung einer Rate steigert sich jedoch bei Eindeutigkeit und Wiederholbarkeit.

Astrologische und numerische Gesetzmäßigkeiten konsequent angewandt, ergeben eine klare Ratenfindung, die von jeder beliebigen Person nachvollzogen werden kann. Wir haben die Dienste von Computern in Anspruch genommen, um über 2.000 verschiedene Raten berechnen zu lassen. Dieses EDV-Programm läuft übrigens auf jeden Computer bei dem Windows installiert ist.

Bei unseren jüngsten Forschungen haben wir einen Weg gefunden, jedes beliebige Schwingungsfeld auch graphisch darzustellen.

Die Handhabung des Wellen-Generators ist ganz einfach. Sie geben aus dem Ratenverzeichnis z.B. die Rate (11791521=Sich der Liebe öffnen) ein und können dann sofort mit einem Finger das Schwingungsfeld auf der kleinen Messing-Platte abnehmen. Stellen Sie eine Ampulle auf die Messing-Platte, so wird das eingegebene Schwingungsfeld auf diese übertragen. Man kann aber auch den ORa Orgon-Strahler direkt anstelle der Medikamenten-Wabe anstecken und die Schwingung weiterverarbeiten.

Noch ein Beispiel: Sie geben die Rate (18135732=Gelsemium C 30) ein und legen 5 Milchzucker-Kügelchen (nichtmedizinische Globulis) auf die kleine Messing-Platte, warten ein paar Sekunden und schon ist die Information auf die Globulis übertragen.

Z-6 ORa Wellen-Generator	DM 657,00
Z-7 EDV-Programm zur Ratenberechnung	DM 394,00